COMPRESSION

ET

IMMOBILISATION

MÉTHODIQUES

PAR L'AIR OU PAR L'EAU

PANSEMENT DES PLAIES AVEC OCCLUSION HERMÉTIQUE

PAR

LE Dr CHASSAGNY

(DE LYON)

Lauréat de l'Institut de France (prix Monthyon).

Mémoire présenté à l'Académie des sciences, dans sa séance
du 18 décembre 1876

PARIS

G. MASSON, LIBRAIRE-ÉDITEUR

10, RUE HAUTEFEUILLE.

1877

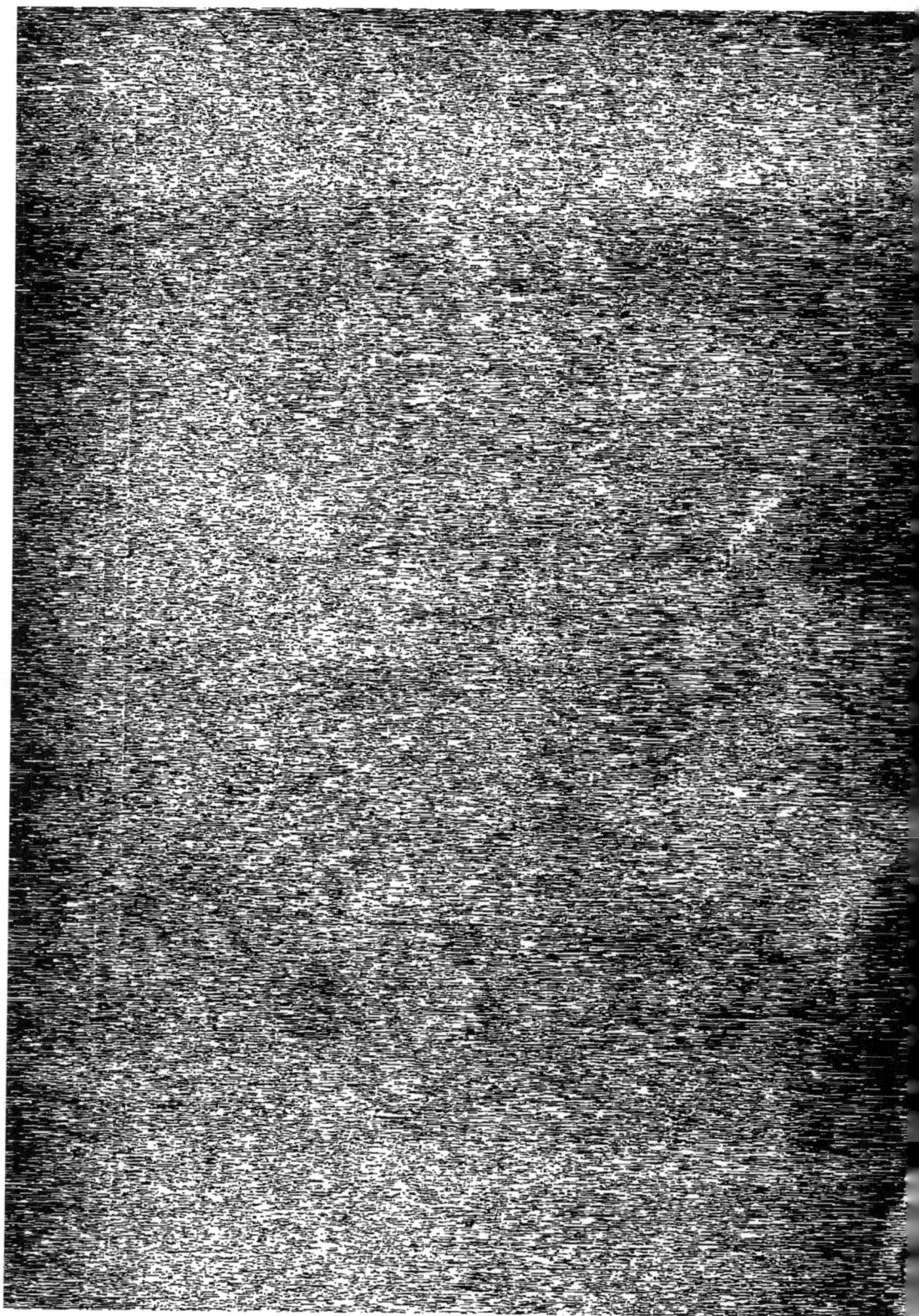

COMPRESSION ET IMMOBILISATION

MÉTHODIQUES

PAR L'AIR OU PAR L'EAU

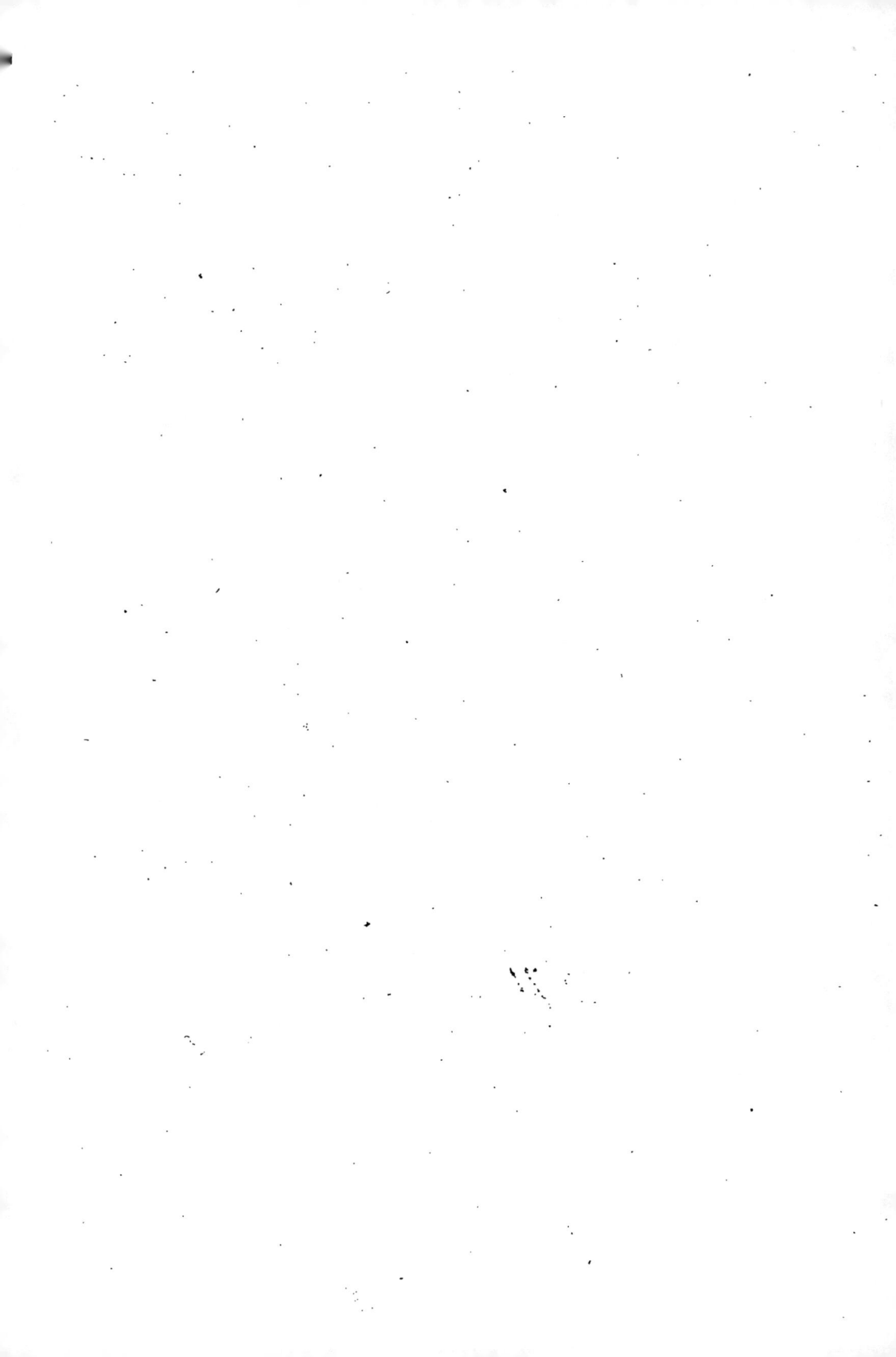

COMPRESSION

ET

IMMOBILISATION

MÉTHODIQUES

PAR L'AIR OU PAR L'EAU

PANSEMENT DES PLAIES AVEC OCCLUSION HERMÉTIQUE

PAR

LE Dʳ CHASSAGNY

(DE LYON)

Lauréat de l'Institut de France (prix Monthyon).

———

Mémoire présenté à l'Académie des sciences, dans sa séance du 18 décembre 1876

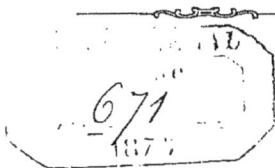

PARIS

G. MASSON, LIBRAIRE-ÉDITEUR

10, RUE HAUTEFEUILLE.

———

1877

COMPRESSION

ET

IMMOBILISATION MÉTHODIQUES

PAR L'AIR OU PAR L'EAU

PANSEMENT DES PLAIES AVEC OCCLUSION HERMÉTIQUE

A la fin d'août 1876, je fis à la Société de médecine de Lyon, et je reproduisis dans le *Lyon Médical* une communication dans laquelle je posais les jalons d'une méthode de compression et d'immobilisation véritablement méthodiques. Cette méthode, presque uniquement basée sur des conceptions théoriques, ne s'appuyait encore que sur un seul fait de résolution rapidement obtenue par elle dans un cas d'engorgement chronique du sein succédant à des abcès parenchymateux multiples.

Depuis cette époque, je me suis pénétré chaque jour de plus en plus de cette sentence profonde, émise il y a près d'un siècle par Lombard (de Strasbourg) : « La compression est si généralement utile, qu'on pourrait se demander où elle n'est pas utile. » Et plus j'y réfléchissais, plus je voyais se multiplier dans des proportions considérables le nombre des cas justiciables de ce précieux agent. En même temps je créais des appareils spéciaux pour en faire bénéficier les lésions les plus variées, fécondant ainsi l'idée nouvelle et agrandissant les horizons immenses que je voyais s'ouvrir devant elle. C'est ainsi que j'ai été rapidement conduit à faire non-seulement de la compression, mais encore, et parallèlement avec elle, de l'immobilisation, et j'ai été assez heureux pour obtenir ces résultats par des moyens si simples, si pratiques, remplissant si bien l'indication, que l'épithète de méthodique n'a jamais été, je pense, plus justement appliquée, comme elle peut l'être encore aux pansements des plaies mises complètement à l'abri du contact de l'air.

Je n'ai pas la prétention d'avoir prévu tous les cas où l'on peut faire intervenir utilement la compression, l'immobilisation et l'occlusion méthodiques, mais j'en ai entrevu un assez grand nombre; j'ai créé d'assez nombreux appareils pour qu'on puisse y puiser toutes les inspirations nécessaires et remplir avec facilité les indications les plus variées.

Avant de faire l'énumération de toutes les indications qui se sont jusqu'ici présentées à ma pensée, il ne sera pas inutile de rappeler en quelques mots les principes généraux sur lesquels repose la méthode.

Principes généraux de la méthode.

Dans tous les cas il s'agit de soumettre des surfaces plus ou moins étendues à la pression douce, régulière, d'un sachet de caoutchouc à parois très-minces, se développant sous l'influence d'une injection faite avec de l'air ou de l'eau, s'appliquant en dehors sur une enveloppe solide et inextensible qui lui fournit un point d'appui, et se moulant en dedans sur l'organe à comprimer.

Les dispositions à prendre varient nécessairement suivant les régions; mais elles peuvent toutes êtres comprises dans deux grandes divisions :

Dans la première, on a pour but de comprimer une surface limitée : le sein, une tumeur, un sac anévrysmal, le trajet d'une artère, etc.

Dans la seconde, on se propose d'exercer une compression circulaire sur le tronc, sur un membre dans sa continuité, sur une articulation, etc.

Dans le premier cas, on fait une enveloppe inextensible en métal ou en tissu dont les bords devront reposer exactement sur la base de la tumeur, puis on la fixe par des liens qui la tiendront rapprochée et dont la forme et la disposition devront varier suivant la région ; le sachet de caoutchouc est renfermé dans cette enveloppe, comme nous le verrons bientôt.

Dans le second cas, on fait une enveloppe circulaire en métal, en zinc, en ferblanc, s'ouvrant en deux valves, et le membre étant préalablement enveloppé d'un carré de caoutchouc à doubles parois muni de deux tubes faisant communiquer sa cavité avec l'extérieur, on recouvre le tout de l'enveloppe rigide, qui est fermée à chacune de ses extrémités par un coussinet enveloppant le membre pour former les limites du sachet de caoutchouc et l'empêcher de s'étendre dans un sens autre que celui de la circonférence. La carapace de ferblanc prendra dans tous les cas la forme de la partie qui doit subir la compression, du pied, de la main, la position fléchie du coude, etc.

Au lieu d'employer le métal, on peut se servir d'un tissu solide de coutil renfermant entre deux épaisseurs des ressorts d'acier et disposé comme un corset. C'est cette dernière disposition que j'ai définitivement adoptée dans presque tous

les cas, excepté ceux où une fracture oblique rend l'enveloppe
métallique indispensable pour fournir un point d'appui à
l'extension et à la contre-extension.

Avec ces indications, quelque sommaires qu'elles soient,
avec un peu d'initiative, et surtout avec le concours de fabri-
cants aussi habiles et aussi dévoués que ceux que j'ai eu la
bonne fortune de rencontrer, il sera toujours facile de résoudre
tous les problèmes qui pourraient se poser.

Je vais du reste compléter ces indications en énumérant
rapidement les cas où la méthode peut être applicable et en
décrivant les appareils à l'aide desquels je l'ai rendue réali-
sable. Je terminerai en exposant quelques faits cliniques,
rares encore, il est vrai, mais suffisants pour justifier les prévisions théoriques.

Pour procéder suivant l'ordre que j'ai indiqué, je parlerai
d'abord de la compression exercée sur des régions limitées,
sur le sein, sur des tumeurs, sur des sacs anévrysmaux, sur
des trajets artériels, etc.

Compression exercée sur des régions limitées.

Sur le sein, conformément aux idées émises par le professeur Broca, la compression est exercée utilement dans les
cas d'abcès avant et après leur ouverture, dans les engorgements, dans les tumeurs hypertrophiques, dans les lipômes,
dans les tumeurs par induration, dans les galactocèles, dans
les kystes, dans les adénomes, dans les tumeurs irritables et
même dans certaines tumeurs malignes, dans le cancer atro-
phique, par exemple, qui quelquefois est enrayé dans sa marche et peut aller même jusqu'à rétrograder, comme l'a observé
le savant professeur Broca.

Mais si dans le plus grand nombre des cas les malades atteints d'affections variées de la mamelle ont, entre les mains de Trousseau, de Velpeau, de Bonnet, de Récamier, de Courty, de Broca et de beaucoup d'autres, bénéficié de la compression, il faut bien reconnaître qu'une grande partie de ces succès doit être attribuée à l'adresse, à l'habileté, à la patience de l'opérateur. Rien, en effet, n'est plus difficile que d'exécuter un bandage du sein absolument irréprochable, et même lorsqu'il remplit aussi complètement que possible toutes les indications, il ne saurait échapper à des reproches nombreux. Quel que soit le soin que l'on ait apporté à bien assujettir les tours de bande, on n'en peut complètement empêcher le dérangement; du reste les tissus se relâchent et l'amélioration même que l'on obtient ne tarde pas de rendre insuffisant un appareil qui ne peut suivre l'organe dans son mouvement de retrait.

On doit compter aussi avec le prix élevé des bandes, ce qui, avec la longueur du temps pris au chirurgien, ne laisse pas que de peser d'un certain poids dans la balance d'un service hospitalier.

L'appareil destiné à remplacer le bandage du professeur Broca se compose d'une espèce de bonnet en coutil (fig. 1) dont les bords renversés s'appliquent sur la base du sein, sur lequel il est maintenu à l'aide de deux courroies, l'une inférieure faisant le tour du corps et passant au-dessous du sein opposé, l'autre supérieure passant au-dessus de l'épaule; le ballon de caoutchouc, préalablement placé dans la cavité du bonnet, est rempli avec de l'air ou avec de l'eau par l'intermédiaire d'un tube C qui communique au dehors en traversant l'étoffe. La figure 2 représente une coupe perpendiculaire du sein et du ballon montrant dans l'intervalle de ses

deux parois la disposition de l'agent compresseur B, air ou
eau.

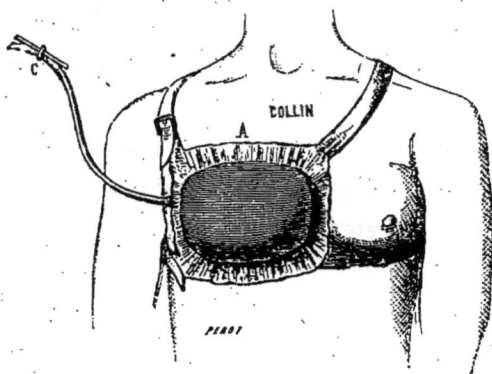
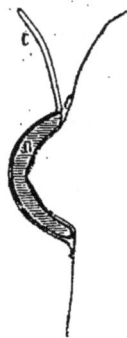

Fig. 1. **Fig. 2.**

Il importe de bien se pénétrer du rôle de ce ballon : il doit
ne servir qu'à contenir l'air ou l'eau ; l'appareil doit fonctionner comme si, le bonnet étant collé à la base du sein, on
faisait directement l'injection dans sa cavité. On ne doit donc
rien demander à l'élasticité et à l'extensibilité du caoutchouc :
on n'utilise que sa souplesse et son imperméabilité ; le sachet
doit être par conséquent très-grand, pour que ses deux parois
enveloppent la tumeur sans subir aucune distension et avoir
des parois très-minces, aussi minces que possible ; il joue le
rôle d'une séreuse enveloppant simplement l'organe qui n'est
jamais comprimé que si du liquide est épanché entre ses
deux feuillets.

C'est là, je le répète, ce qui différencie la méthode de tous
les compresseurs employés jusqu'à ce jour, dans lesquels l'air
et le caoutchouc n'interviennent que comme moyen de rem-
bourrage pour fonctionner à l'état de tension plus ou moins
considérable.

M. Diday rappelle, il est vrai, que Gariel avait eu l'idée d'employer des sachets de caoutchouc pour pratiquer la compression des tumeurs, mais Gariel n'enfermait pas ce sachet dans un sac enveloppant la tumeur ; il le plaçait sur elle dans l'état de vacuité, l'assujettissait par quelques tours de bande et l'insufflait. Or, tandis qu'il se forme dans mon sac inextensible une atmosphère d'air ou d'eau d'égale épaisseur comprimant également tous les points de la tumeur et agissant perpendiculairement sur tous les points de sa circonférence, la bande de Gariel était en contact immédiat avec le sommet de la tumeur et ne laissait de vide qu'à sa base. Le sachet de caoutchouc pouvait se développer à l'aise dans ce vide, et sans exercer aucune compression sur la base, il augmentait seulement la distension de la bande et sa pression exclusive sur le sommet ; cette pression n'était rien moins que méthodique, aussi l'on comprend très-bien que ce procédé n'ait laissé de trace que dans la prodigieuse mémoire de notre honorable confrère le docteur Diday.

Avec le bonnet, laissant un espace vide, régulier entre sa face interne et le sein, il est facile de comprendre que de l'air ou de l'eau emprisonnés dans ce vide doivent se mouler sur l'organe, exercer sur lui une compression égale se répartissant sur tous les points, une compression dont on peut à volonté varier l'intensité en diminuant ou en augmentant le volume du gaz ou du liquide injectés. Cependant la compression avec l'eau est plus douce ; sous cette influence le ballon est moins rénitent, il tend moins qu'avec l'air à prendre une forme sphérique, il se moule mieux à toutes les anfractuosités, l'action est plus perpendiculaire à tous les points de la circonférence.

L'eau peut encore jouer un rôle éminemment utile dans les

cas où, se trouvant en présence des trois phénomènes classiques, rougeur, chaleur et tumeur, annonçant une suppuration imminente, on croit devoir combattre ces accidents par le froid ; on peut obtenir facilement l'abaissement de la température à l'aide de l'irrigation continue ; il suffit pour cela d'adapter au ballon un second tube, pour permettre l'écoulement du liquide au fur et à mesure de son remplacement par le tube d'arrivée.

La compression du sein obtenue par ce moyen présente encore un immense avantage : elle ne gêne pas la respiration. En avant les courroies sont écartées du tronc et laissent la partie antérieure de la poitrine parfaitement libre de se développer, excepté dans le point circonscrit où s'exerce la pression de l'appareil, tandis que les bandes exerçant une action circulaire sont excessivement gênantes, à tel point que quelques malades ne peuvent respirer que dans la position assise.

Ce que nous venons de voir pour le sein peut s'appliquer à toutes les tumeurs justiciables de la compression et siégeant aux membres, au tronc, dans toutes les régions où elles rencontrent en arrière une résistance qui les empêche de fuir devant l'appareil ; peut-être même certaines tumeurs abdominales en seraient-elles heureusement modifiées malgré leur mobilité.

Mais il est un ordre de tumeurs sur lesquelles je désire attirer spécialement l'attention : je veux parler des anévrysmes.

Étant donnée une artère superficielle, la brachiale, par exemple, au pli du coude : si l'on enveloppe le bras d'un

manchon de coutil inextensible solidement lacé en arrière, si
en avant on a ménagé une petite cavité correspondant au
point où l'on sent les battements de l'artère, si l'on a enfermé
dans cette cavité un petit sachet de caoutchouc très-mince,
en faisant dans ce sachet une injection forcée avec de l'air ou
avec de l'eau, on suspend complètement les battements de la
radiale et de la cubitale. Cette pression est très-facilement
supportée, elle est beaucoup moins douloureuse que la compression digitale. On est donc en possession d'un moyen précieux applicable à la cure des anévrysmes.

L'expérience n'a encore été tentée qu'au pli du coude, mais
ce qui est vrai pour la brachiale doit l'être pour l'axillaire,
pour la poplitée, pour la fémorale, pour toutes les artères, en
un mot, accessibles à la compression digitale. Si à cette action
suspensive de la circulation on ajoute la compression méthodique exercée sur le sac lui-même, il est évident que la cure
de l'anévrysme doit être bien plus promptement obtenue.

De la compression circulaire.

La compression circulaire est, en général, plus facile à
réaliser, et de plus elle comporte de bien plus nombreuses
applications ; il me suffira de décrire l'appareil le plus com-
pliqué, celui qui est destiné à la compression de la hanche,
pour permettre de résoudre toutes les difficultés qui pourraient
se présenter lorsque l'on voudra appliquer la méthode à d'autres régions.

L'appareil représente une espèce de caleçon en coutil BB
(fig. 3) s'étendant de la ceinture jusqu'au-dessous du genou ;
ce caleçon est garni de distance en distance de ressorts de
crinoline placés dans le sens de sa longueur et entre deux

doubles d'étoffe; il est ouvert en avant par deux fentes longi-
tudinales partant de la ceinture et passant par la partie antérieure et médiane de chaque cuisse; il présente une échan-
crure correspondant aux ouvertures naturelles.

Sur sa face antérieure est placé le coussin en caoutchouc à
double paroi AA. Ce coussin unique au niveau de la ceinture
se divise en deux parties à partir de la région coccygienne.

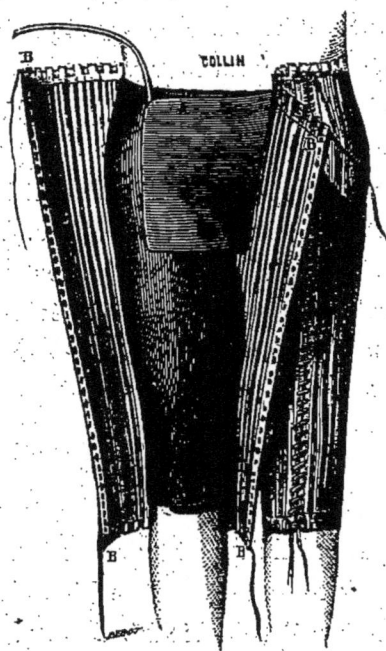

FIg. 3

Le malade étant placé sur le caleçon entr'ouvert et doublé
du sachet de caoutchouc, on replie ce dernier en haut sur le
devant de l'abdomen, puis en bas chacune de ses moitiés
inférieures est repliée à son tour sur chacune des cuisses; il
ne reste plus qu'à réunir en les laçant les deux fentes longi-
tudinales du caleçon, à faire pour la cuisse droite ce qui, dans

le dessin, est fait pour la cuisse gauche, et à terminer l'opération par l'insufflation du sachet.

Si la compression de l'articulation de la hanche présentait
certaines difficultés d'exécution, il n'en est pas de même des
autres articulations pour lesquelles il est facile de descendre
de la complication à l'extrême simplicité. C'est ainsi que pour
comprimer le genou, la cuisse, la jambe, le bras, l'avant-bras,
l'enveloppe externe et le sachet en caoutchouc représenteront
un simple carré long. Pour le coude, on fera à chacune de
ces pièces et de chaque côté une perte de substance en V pour
les adapter à la position fléchie. Pour le poignet, on y fera
un trou pour passer le pouce, et enfin pour l'articulation du
pied l'enveloppe extérieure sera représentée par une chaussette lacée sur le devant du pied, munie en avant, en arrière
et sur les côtés de ressorts d'acier destinés, avec une semelle
en bois ou en métal, à lui donner la rigidité nécessaire. Le
sachet de caoutchouc représentera à son tour une chaussette
à doubles parois entre lesquelles se fera l'injection (1).

Pour l'épaule, l'appareil est évasé en entonnoir, le bras
passe dans la petite ouverture et le grand bord enveloppe
toute l'articulation.

Pour les membres et les articulations, j'ai cru devoir subs-
tituer aux coussins quadrangulaires des manchons cylindri-
ques à double paroi qui font moins de plis, s'appliquent plus
exactement et réalisent une certaine économie dans la fabri-

(1) Tous ces appareils, aujourd'hui exécutés, se trouvent à Lyon chez
M. Milhet, bandagiste; c'est au concours intelligent et dévoué de cet
habile fabricant que j'ai pu, en un temps relativement très-court, compléter une méthode si simple dans ses principes, mais dont l'application
repose sur des éléments si complexes.

cation. C'est ainsi que l'appareil de la hanche est formé d'un cylindre allant du genou au pli de l'aine ; à ce point le cylindre est fendu, et les parties, ainsi divisées, montent jusqu'au-dessus de la hanche qui se trouve ainsi très-exactement emboîtée.

Étant ainsi en mesure d'appliquer la méthode à toutes les régions, je puis essayer de faire une nomenclature approximative des lésions pour lesquelles on peut prévoir l'utilité de son intervention. Pour la rendre aussi complète que possible, je ferai deux grandes divisions de ces lésions par rapport à leur nature et par rapport à leur siége.

Par rapport à leur nature, nous aurons les lésions traumatiques et non traumatiques ; par rapport au siége, nous aurons les affections des articulations et celles atteignant les membres dans leur continuité.

Dans les lésions non traumatiques des articulations nous compterons les arthrites simples, rhumatismales ou goutteuses, les hydarthroses, les coxalgies, les tumeurs blanches, etc.

Dans les lésions traumatiques nous retrouverons tout ce que peuvent produire les violences extérieures et l'intervention chirurgicale, depuis la simple entorse jusqu'à ces immenses délabrements avec plaie pénétrante et mise à nu des surfaces articulaires, jusqu'à la résection.

Dans les lésions non traumatiques des membres dans leur continuité, nous aurons les douleurs musculaires, les névralgies, les ulcères avec ou sans callosités, les plaies succédant à des abcès et plus ou moins compliquées de trajets fistuleux, les érysipèles, certaines dermatoses, surtout celles où domine l'élément hypertrophique, les varices, pour lesquelles on réalisera toujours un traitement palliatif avec chance d'obtenir parfois une cure radicale.

Les lésions traumatiques enfin comprendront les plaies accidentelles ou chirurgicales, les arrachements, les ruptures musculaires tendineuses ou aponévrotiques, le coup de fouet, et enfin les fractures depuis les plus simples jusqu'aux plus comminutives.

Mais avant d'aborder l'application de la méthode aux fractures et de voir comment l'immobilisation est obtenue concurremment avec la compression, il est indispensable d'examiner attentivement son action physiologique et de la comparer avec les autres modes de compression employés jusqu'à ce jour.

Action physiologique de la compression par les ballons de caoutchouc.

L'esprit humain a une tendance toute naturelle et essentiellement logique à procéder du connu à l'inconnu, à juger les choses nouvelles en les comparant avec les anciennes qui présentent avec elles une analogie plus ou moins rapprochée.

La nouvelle méthode de compression ne pouvait échapper à cette loi : aussi notre honorable confrère le docteur Ollier lui a-t-il fait quelques objections dont on ne saurait s'empêcher de reconnaître la portée.

Approuvant d'une manière complète le chausson à double paroi comprenant le pied et la jambe, il a cru devoir faire quelques réserves pour les appareils qui ne compriment pas les membres jusque et y compris leurs extrémités.

On ne saurait, dit-il, échapper à ce dilemme : ou la compression est forte, ou elle est faible ; si elle est forte, elle doit

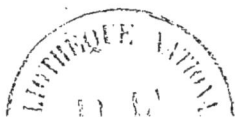

amener l'engorgement des parties inférieures soustraites à
son action ; si elle est faible, elle est insuffisante.

Sans me prononcer sur le degré de force de la compression
par mes appareils, je crois qu'elle agit moins par son intensité que par sa perfection ; mais je crois aussi qu'elle exerce
une action spéciale qui exclut toute idée de comparaison avec
les autres modes de compression, même avec celle exercée par
l'intermédiaire de grandes masses de coton.

J'avoue que ce n'est pas là une réfutation et je ne pouvais rien répondre à la judicieuse objection de M. Ollier,
sinon que les faits que j'avais observés donnaient un démenti
complet à ses prévisions et aux miennes et que, s'il voyait
l'œdème survenir dans les extrémités d'un membre lorsque,
même avec l'emploi du coton, cette extrémité n'était pas elle-
même soumise à la compression, de mon côté je ne voyais
rien de semblable se produire avec les sachets de caoutchouc,
et qu'avec eux je pouvais exercer la compression dans la continuité des membres sans me préoccuper des extrémités.

Les faits, dit-on, s'imposent brutalement, mais à une con-
dition, c'est qu'ils ne soient pas en contradiction flagrante
avec les idées généralement admises, et, dans ce cas, on est
bien plus disposé à ne pas les rejeter si l'on peut avoir une
explication raisonnable de ces différences d'action.
J'ai dû chercher et je crois avoir trouvé cette explication, et
je l'ai trouvée en étudiant expérimentalement sur moi-même
la méthode.

J'ai passé une nuit avec un appareil compresseur du genou,
agissant depuis la partie moyenne de la cuisse jusqu'à la

partie moyenne de la jambe; l'appareil a été mis en place à dix heures et insufflé avec la bouche.

La première impression n'a rien eu de pénible, je ne percevais dans tout le membre qu'une légère sensation d'engourdissement, mais je pouvais exécuter librement tous les mouvements de la cuisse et du pied, et j'étais si peu gêné que je ne tardai pas de m'endormir comme à l'ordinaire.

Réveillé à deux heures du matin, je retrouvai la même sensation vague d'engourdissement avec la même facilité de mouvoir la cuisse et le pied qui, du reste, ne présentait aucune trace d'engorgement.

Quant au genou, une courroie correspondant à la partie moyenne de l'appareil avait heureusement fait défaut, et, en empêchant de rapprocher fortement l'enveloppe extérieure à son niveau, avait, en rendant son immobilisation mécanique incomplète, favorisé l'interprétation du phénomène. Je pouvais lui faire exécuter quelques mouvements, mais il n'avait aucune tendance à en exécuter spontanément. Bien plus, il fallait une action intensive de ma volonté pour faire entrer les muscles en contraction. Avant d'être obéi, le cerveau devait répéter ses ordres et les répéter impérativement. A défaut de l'immobilisation mécanique, j'avais obtenu un résultat bien plus précieux : la compression des muscles avait créé l'immobilisation physiologique.

Toutes ces observations faites, je m'endormis de nouveau jusqu'à cinq heures du matin, et, à mon réveil, retrouvant les mêmes sensations, j'enlevai l'appareil.

A la cessation brusque de la compression succéda un mouvement d'expansion, mais ce n'était pas une sensation de bien-être remplaçant un état de gêne, c'était simplement un changement de manière d'être.

La peau était couverte d'une douce moiteur, elle portait l'empreinte des moindres plis du caoutchouc, quelques légères varices siégeant au-dessus du mollet étaient complètement effacées et remplacées par une teinte brune ecchymotique ; mais ce qui était surtout remarquable, c'est qu'il était impossible de voir où commençait et où finissait la compression.

C'est ce phénomène capital qui constitue la caractéristique de la méthode ; c'est par lui qu'on explique tout naturellement l'absence d'engorgement au-delà des points comprimés.

Avec les bandages ordinaires, la compression s'exerce toujours par le bord tranchant et plus ou moins inextensible d'une bande, et cette action se transmet même par l'intermédiaire d'une couche très-épaisse de coton ; car, malgré ce précieux correctif, un bandage de la hanche, de la cuisse ou de la jambe qui n'est pas commencé par le pied en produit toujours fatalement l'œdème et l'engourdissement ; et si, à un moment donné, on peut couper au-dessous ou au-dessus du genou un appareil silicaté de la hanche, c'est qu'à ce moment, grâce au tassement du coton, il a cessé d'être un appareil de compression, il n'est plus qu'un appareil d'immobilisation.

Les sachets de caoutchouc, au contraire, se terminent en haut et en bas par un bord arrondi essentiellement mou et incapable de former un étranglement ; le sang veineux s'engage sans peine sous ce bourrelet comme dans la partie évasée d'un entonnoir, et, après avoir évité l'obstacle de l'entrée, il doit nécessairement traverser sans peine l'appareil dans toute sa longueur. S'il en était autrement, la compression, au lieu d'être médicatrice et salutaire, serait abusive et dangereuse, elle serait trop forte, il faudrait donner issue à une partie de l'agent compresseur.

Du traitement des fractures par la compression
et l'immobilisation méthodiques.

L'immobilisation physiologique doit nécessairement réduire dans des proportions considérables le rôle de l'immobilisation mécanique. Si les contractions musculaires peuvent à bon droit être considérées comme le principal agent du déplacement dans les fractures, il est évident que plus on annulera la cause, moins on aura à combattre les effets.

Aussi dans la grande majorité des cas on n'aura pas à se préoccuper du raccourcissement, mais seulement de l'incurvation angulaire du membre, qui, le plus souvent, pourrait être évitée par la seule protection de l'enveloppe extérieure en tissu balciné, avec remplissage du vide par le sachet de caoutchouc. Cependant, comme cette enveloppe est toujours à une certaine distance du membre, elle pourrait ne pas constituer une protection assez immédiate, et alors, même pour les fractures les plus simples, il sera bon de placer autour du membre un certain nombre d'attelles en carton mince et mouillé qui, sous l'influence de la pression, se mouleront exactement sur lui et empêcheront toute tendance à l'incurvation.

Ce pansement si élémentaire et surtout si expéditif aura, dans les cas de fractures comminutives, l'immense avantage de permettre de visiter, de nettoyer les plaies, et, après les avoir convenablement détergées avec les liquides désinfectants, de reconstituer immédiatement l'appareil sans perte de temps pour le chirurgien, sans douleur pour le patient.

Dans les cas de fractures très-obliques avec tendance au raccourcissement, l'enveloppe de coutil devra être remplacée par des valves métalliques ; l'une de ces valves portera de chaque côté un prolongement dépassant l'extrémité du membre ; une traverse réunissant ces deux tiges servira de point d'appui à la traction exercée sur le segment inférieur, soit d'une manière fixe avec un treuil, soit avec des agents élastiques, un ressort, des liens de caoutchouc, etc. ; les deux valves, convenablement rembourrées, s'appuieront contre la diaphyse de l'extrémité supérieure du membre, où elles trouveront le point d'appui nécessaire pour opérer la contre-extension.

Dans tous les cas, cette extension et cette contre-extension devront être exercées avec moins de puissance et surtout avec moins de persistance qu'avec les agents ordinaires.

Il est vrai qu'au point de vue des fractures la méthode manque complètement de sanction pratique ; mais il est des données théoriques tellement certaines qu'on peut aisément conclure *à priori*, et je crois être dans ce cas.

Il est une variété de fractures sur laquelle je dois spécialement appeler l'attention : je veux parler des fractures de la rotule. Il me paraît certain que le sachet de caoutchouc, en remplissant exactement les creux sus et sous-rotulien, doit tendre très-efficacement à rapprocher les deux fragments. Je me suis donné une démonstration de ce fait en plaçant au-dessus et au-dessous de la rotule un morceau de canevas : après une demi-heure d'application de l'appareil, les fils du tissu étaient tellement imprimés dans la peau qu'il est impossible de ne pas admettre l'existence d'une pression assez considérable pour s'opposer à l'écartement des deux extrémités osseuses, soustraites d'un autre côté à l'action musculaire, contre laquelle on lutte avec si peu de succès à l'aide des autres appareils contentifs.

Des pansements avec occlusion hermétique des plaies.

Ce pansement est tout naturellement réalisé par les appareils que je viens de décrire s'appliquant aux articulations et aux membres dans leur continuité ; il me restait à les rendre applicables aux plaies résultant d'amputations. J'y suis arrivé par la combinaison suivante :

Le moignon est enveloppé par un sac de caoutchouc à doubles parois représentant exactement un bonnet de coton : sur ce sac de caoutchouc on place un autre sac en coutil ou tissu inextensible se fixant à la cuisse pour les amputations de la jambe, à la ceinture pour les amputations de la cuisse, et dans des conditions analogues pour le membre supérieur. On fait l'insufflation du sachet, dont une paroi s'applique contre le sac extérieur de tissu et l'autre se moule de la manière la plus exacte sur le moignon qui est mis absolument à l'abri du contact de l'air.

Cet appareil permet de renouveler sans aucun embarras les pansements, de déterger la plaie et de la replacer instantanément dans les conditions d'isolement que l'on recherche avec tant de raison et que l'on n'obtient que très-difficilement et incomplètement par tous les autres procédés employés jusqu'à ce jour.

Dans les cas où l'on voudrait, en ne faisant pas de pansement, se borner à donner issue au pus et faire un lavage de la plaie, un tube de caoutchouc fait communiquer l'intérieur du sachet de caoutchouc avec l'extérieur en traversant ses deux parois, et l'on peut, par l'extrémité extérieure de ce tube, faire écouler les liquides et pratiquer des injections détersives et désinfectantes. En mettant deux tubes au lieu d'un, on peut faire des lavages continus ou intermittents et pratiquer, soit avec de l'eau, soit avec tout autre liquide, l'irrigation continue du moignon.

Faits cliniques.

Les faits cliniques sont encore bien peu nombreux, mais ils justifient complètement les prévisions théoriques.

Indépendamment de l'observation d'abcès parenchymateux du sein citée au début de ce travail, j'ai eu à traiter cinq cas de mammite suppurée. Chez toutes les malades, j'ai obtenu un soulagement rapide ; et chez toutes, la durée de la maladie m'a paru considérablement abrégée.

J'appellerai surtout l'attention sur une nourrice chez laquelle un vaste abcès de la mamelle s'était ouvert spontanément ; la suppuration était excessivement abondante, plusieurs îlots violacés et présentant un commencement de fluctuation manifeste étaient disséminés sur toute la surface du sein qui était dur, bosselé, et dont la température était excessivement élevée.

Dès la première application, la douleur a cessé comme par enchantement ; le lendemain les bosselures avaient disparu, le sein avait diminué de volume, toute menace de nouvelle suppuration était écartée ; la plaie se rétrécit et bientôt il ne resta plus qu'une fistule laiteuse qui affaiblissait la malade au détriment de l'enfant qu'elle dut cesser d'allaiter. Le gonflement qui suivit l'ablactation n'amena aucune nouvelle complication et la fistule ne tarda pas à s'oblitérer.

Chez une autre malade accouchée depuis deux mois, je trouvai les deux seins atteints d'un vaste phlegmon que je dus ouvrir séance tenante ; au sein gauche, l'abcès multiloculaire nécessita quatre ouvertures successives, une énorme quantité de pus s'écoula des deux côtés. Cependant la guérison s'obtint sans entraves, au bout de quinze jours pour le sein droit, et au bout de trois semaines pour le sein gauche, sans trajet fistuleux, sans cicatrice adhérente et en ne laissant que des traces presque imperceptibles.

Depuis longtemps je ne rencontre plus d'abcès du sein ; dès que je vois apparaître un peu de gonflement, un point rouge ou douloureux, dès que je vois poindre une menace de suppuration, la compression en fait immédiatement justice, à tel point qu'on peut, suivant moi, la considérer presque comme un moyen abortif infaillible.

Plusieurs confrères ont employé la compression dans des cas d'engorgements chroniques du sein, ils en ont obtenu d'excellents résultats ; un certain nombre m'ont promis de m'adresser leurs observations.

Moi-même je donne depuis six semaines environ des soins à une dame de 45 ans atteinte d'un engorgement dur, bosselé de la mamelle, avec rétraction du mamelon ; il n'y a point de ganglions sous-axillaires, l'état général est parfait ; j'ai déjà obtenu une notable amélioration et je ne désespère pas d'arriver à une guérison complète.

La compression méthodique a été appliquée dans deux cas d'arthrite du genou avec épanchement sur les côtés des condyles et au-dessus de la rotule, le long du tendon du biceps. Chez un de ces malades j'avais inutilement employé le vésicatoire, les badigeonnages avec la teinture d'iode ; le second

était vierge de tout traitement et la maladie datait de deux
jours. Chez tous deux, j'obtins immédiatement la cessation
de la douleur, et au bout de vingt-quatre heures toute trace
d'épanchement avait disparu. Il est probable que le liquide
avait été refoulé dans les portions saines de la synoviale où il
avait été facilement et promptement résorbé, peut-être la compression avait-elle amené l'adhérence des parties malades. Dans
les deux cas, il resta un peu d'empâtement qui céda lui-même
à la compression et chez les deux malades la durée du traitement complet ne fut que de quinze jours.

Le succès ne fut pas moins complet dans deux cas d'arthrite
très-inflammatoire du genou ; l'un de ces malades est âgé de
60 ans, il est atteint de goutte et de gravelle ; le gonflement
du genou est considérable, il s'étend aux attaches de tous
les muscles de la cuisse et de la jambe, le mollet lui-même
est dur et excessivement douloureux ; il est impossible d'im-
primer à l'articulation le moindre mouvement sans provoquer
d'atroces douleurs.

L'appareil est appliqué d'emblée le vendredi 2 février, à
trois heures du soir ; un soulagement complet est immédiatement obtenu, et le lendemain à huit heures le gonflement a
complètement disparu ; l'articulation peut exécuter quelques
mouvements sans douleurs ; seulement le malade est tour-
menté par un point métastatique excessivement douloureux,
siégeant vers l'angle intérieur de l'omoplate.

Le second cas m'est tout à fait personnel ; le même genou,
sur lequel j'avais étudié le rôle physiologique de la méthode,
m'a permis d'en étudier à son tour l'action thérapeutique.
Depuis quelques mois, je m'étais fait une entorse du genou,
probablement avec un peu de déchirure du ligament latéral
interne ; j'avais souffert quelques jours, mais je ne m'étais pas

arrêté ; quelques douleurs assez vives produites brusquement
à l'occasion de certains mouvements me rappelaient seules
mon accident, lorsque tout à coup, sans cause appréciable,
une arthrite subaiguë se déclara, l'articulation devint douloureuse, la marche difficile ; ne pouvant à ce moment dispo-
ser d'un appareil, je me bornai à quelques embrocations calmantes et *je ne m'arrêtai pas.* Bientôt, sous l'influence de
cette conduite irrationnelle, les accidents s'aggravèrent, l'arthrite passa à l'état aigu, les douleurs devinrent excessives ;
le membre, placé dans un état de demi-flexion, ne pouvait ni
s'étendre ni exécuter le moindre mouvement. Pendant ce
temps, un appareil avait été préparé, mon excellent confrère
et ami, le docteur Bourland se chargea de l'appliquer, et il
dut prendre les plus minutieuses précautions pour soulever la
jambe et m'éviter les douleurs que provoquait le plus léger
contact.

Aussitôt que cette application fut terminée et que le caoutchouc fut insufflé, j'éprouvai un soulagement instantané ;
cinq minutes ne s'étaient pas écoulées que je pus étendre ma
jambe ; je ne tardai pas à m'endormir et je passai une nuit
parfaitement supportable. Le lendemain, je constatai un mieux
marqué, je pus faire quelques pas dans la maison, et le sur-
lendemain je reprenais une partie de mes occupations. Mais
cette fatigue prématurée m'empêcha d'obtenir rapidement la
guérison complète sur laquelle j'étais en droit de compter ;
tous les soirs, l'articulation était un peu gonflée et douloureuse ; le repos et la compression exercée pendant la nuit fai-
saient cesser cet état de malaise que renouvelait la fatigue du
lendemain. Un léger engorgement du creux poplité se manifesta, les muscles du mollet devinrent douloureux, la gêne
de la circulation dans cette région amenait le soir un peu
d'œdème des malléoles ; cependant, talonné par les exigences

professionnelles, je ne gardai jamais le repos que j'aurais si
impérieusement exigé de mes malades, et cependant, malgré
ces infractions aux lois les plus élémentaires de l'hygiène, la
guérison s'est complétée, le gonflement a presque complètement disparu, la douleur ne se fait sentir qu'à de très-rares
intervalles, sans que j'aie fait intervenir aucune médication
autre que la compression.

J'ai encore employé la méthode dans un cas de coup de
fouet. Immédiatement après l'accident, le malade ne put faire
aucun mouvement, et l'on constatait à la naissance du tendon
des jumeaux une tumeur volumineuse qui devait être, sans
doute, le point de départ d'une vaste ecchymose. Dès le lendemain, le malade avait obtenu un notable soulagement, il
pouvait faire quelques pas dans sa chambre à l'aide d'une
canne ; mais ce qui fut surtout remarquable, c'est que la tumeur avait complètement disparu et que l'ecchymose s'éten-
dait depuis le creux poplité jusqu'à la face dorsale du pied ;
mais elle présentait partout une teinte jaune uniforme, on ne
voyait pas du tout ces dégradations de teinte, passant du noir
ou jaune clair, que l'on observe dans tous les cas d'épanche-
ments sanguins sous-cutanés. Il était évident que le sang
épanché avait été refoulé et également réparti dans tout le
tissu cellulaire, où la résorption d'un liquide aussi divisé se
fit beaucoup plus rapidement qu'on ne l'observe généralement. Cette observation fait parfaitement comprendre quels
bons résultats on doit obtenir dans le traitement de l'entorse
et par quel procédé thérapeutique le massage et les autres
médications peuvent être avantageusement remplacés.

La pratique, dans ces cas, confirme pleinement les données
théoriques, le soulagement est instantané, la guérison est

beaucoup plus rapide; de même que dans le coup de fouet, lorsqu'il existe une ecchymose, elle est diffuse , elle prend presque immédiatement une teinte jaune uniforme , le sang répandu également dans tous les tissus à l'état d'extrême division est promptement résorbé.

Un rebouteur célèbre de notre ville en a fait la base de sa pratique , et je m'estimerai heureux d'avoir soustrait les clients de ces médicastres aux médications abusives et irrationnelles dont nous avons tous pu constater les déplorables résultats.

Avant d'avoir eu l'occasion d'appliquer l'appareil dans les cas d'affection de la hanche, je l'ai fait essayer à un enfant de dix ans, très-intelligent, qui est en convalescence d'une coxalgie après avoir passé vingt-cinq mois dans un appareil silicaté, et qui peut être considéré comme un juge très-compétent; il n'a pas hésité à reconnaître qu'il était mieux immobilisé et que la pression de l'appareil était beaucoup mieux supportable. De plus j'ai pu réaliser sur lui un système d'extension continue qui prend sur la jambe un point d'appui très-solide en ne provoquant aucune gêne et aucune douleur.

L'appareil se compose d'une chaussette en caoutchouc à double paroi recouverte d'une chaussette en coutil servant d'attache au lien extenseur; au-dessus des malléoles un tube de caoutchouc creux et insufflé par un tube spécial est placé entre les deux parois de la chaussette pour former un obstacle invincible à l'arrachement de l'appareil et au glissement des deux parois l'une sur l'autre. En gonflant le reste de la chaussette de caoutchouc, le pied, les chevilles, le cou-de-pied et le bas de la jambe sont complètement préservés de toute pression, et fournissent sur une très-grande surface un point d'appui à la chaussette extérieure inextensible.

Ce dernier appareil résout un des problèmes les plus ardus de la chirurgie et doit rendre d'incontestables services en permettant d'augmenter dans bien des cas la durée et l'intensité des tractions continues.

Je terminerai l'exposé de ces faits cliniques en donnant *in extenso* l'observation d'un cas remarquable de coxalgie.

Observation de coxalgie traitée par la compression et l'immobilisation méthodiques.

Le 1er avril 1877, je suis appelé à donner des soins au jeune X.... Cet enfant, âgé de 10 ans, est d'un tempérament lymphatique, il est entré dans une période de croissance qui a assez profondément débilité sa constitution. Il est atteint d'une claudication qui rend la marche presque impossible; la jambe gauche, ne pouvant sans douleur supporter le poids du corps, fléchit à chaque pas; le genou est douloureux, le pied est dans l'abduction et ne peut qu'avec peine être écarté de cette position. La région trochantérienne est le siége d'un léger empâtement, les chocs imprimés au grand trochanter retentissent douloureusement dans l'articulation coxo-fémorale; il en est de même des pressions exercées sur la plante du pied; les mouvements de flexion de la jambe sur la cuisse et de la cuisse sur le tronc sont limités et douloureux.

Le malade étant étendu sur un plan solide et horizontal, les épines iliaques antérieures et supérieures étant bien placées à la même hauteur, on constate un abaissement du trochanter, du genou, des malléoles; le talon gauche dépasse de 10 à 12 millimètres le talon droit. On trouve là tout le cortége des symptômes qui constituent la coxalgie. Quelle est la nature de la lésion ? On doit d'abord écarter l'idée d'une hydarthrose : on ne constate point de fluctuation, et d'ailleurs le volume de la région trochantérienne n'est pas assez augmenté pour qu'on puisse admettre l'existence d'un épanchement un peu considérable. Il existe donc ou un gonflement des tissus fibreux de la cavité cotyloïde ou une augmentation de volume de la tête du fémur, peut-être les deux à la fois.

Causes. — Le malade, il y a trois jours, était à genou sur une chaise qui, en basculant, l'a entraîné dans une chute sur la région trochantérienne, c'est à dater de ce moment que la marche est devenue tout à fait impossible ; mais, en recueillant bien ses souvenirs, il se rappelle que, depuis plus d'un mois et probablement depuis plus longtemps, il éprouvait une légère souffrance dans l'articulation de la hanche et dans le genou ; son frère avait remarqué une légère claudication, mais assez peu prononcée pour qu'il ne jugeât pas convenable de la signaler à son père. Le traumatisme n'aurait donc été qu'une cause occasionnelle et aurait imprimé une marche aiguë et rapide à une maladie qui depuis longtemps déjà existait à l'état latent et ne se révélait que par des symptômes assez peu marqués pour ne pas attirer l'attention même des parents les plus observateurs.

Du traitement. — La mère de l'enfant sait ce que c'est que la coxalgie, elle sait de quel courage et de quelle patience le malade doit s'armer pour supporter les douleurs et la gêne du traitement, elle sait aussi que sa durée se calcule non par des semaines et des mois, mais par des années ; elle accepte tout avec l'héroïsme d'une mère courageuse et dévouée et me donne carte blanche.

En conséquence, je me propose d'instituer le traitement

classique, de pratiquer sur la région trochantérienne des cau-
térisations ponctuées avec le thermo-cautère, d'immobiliser
le malade dans une gouttière de Bonnet, seulement je rempla-
cerai l'appareil silicaté par un de mes appareils compresseurs
et immobilisateurs en caoutchouc. Le tout est immédiatement
commandé.

En attendant que cette commande soit exécutée, l'enfant
est placé dans son lit où il subit une immobilisation relative,
il se soumet avec la plus louable docilité à la défense expresse
qui lui est faite d'exécuter des mouvements. Il reste dans le
décubitus dorsal, le corps parfaitement étendu, et grâce à sa
bonne volonté, presque aussi bien immobilisé que dans la
gouttière. Un traitement général est en même temps institué,
des amers et des préparations de phosphate de chaux sont
administrés.

Le 18 avril tout est prêt, l'appareil compresseur est appliqué,
le malade est placé dans sa gouttière ; j'ajourne les cautérisa-
tions pour ne les pratiquer que plus tard, lorsqu'il aura pris la
double habitude de la compression et de l'immobilisation. Cette
habitude est vite prise et ne tarde pas d'amener une notable
amélioration, à tel point que huit jours plus tard, en enle-
vant l'appareil, je pus constater que la douleur était beaucoup
moindre à la hanche et au genou ; le pied était moins dans
l'abduction, l'allongement du membre était très-manifeste-
ment diminué ; je renonce à la cautérisation au fer rouge, me
proposant de la remplacer par une simple cautérisation ponc-
tuée avec l'acide sulfurique, qui elle-même ne fut pas pra-
tiquée, grâce à l'amélioration que chaque jour permettait de
constater.

Pendant six semaines, le malade fut donc exclusivement
soumis à la compression locale par l'appareil de caoutchouc et
à l'immobilisation générale dans la gouttière de Bonnet. A ce

moment toute douleur a complètement disparu, le gonflement de la région trochantérienne n'existe plus, on peut sans provoquer la moindre douleur percuter le trochanter et la plante du pied ; les deux membres sont d'une longueur absolument égale. L'articulation de la hanche permet la libre exécution de tous les mouvements.

A partir de ce jour, je permets au malade de marcher avec des béquilles et je ne l'astreins plus qu'à coucher dans sa gouttière. Aujourd'hui, trois mois après le commencement du traitement, il n'éprouve aucune douleur, les béquilles sont supprimées, le membre, qui présentait une atrophie de deux centimètres à la cuisse et d'un centimètre et demi au mollet, a repris presque entièrement son volume et récupéré toute sa force. La guérison peut être considérée comme définitive.

RÉFLEXIONS. — Cette observation peut donner lieu à de nombreuses réflexions; il en est une qui se présente la première à l'esprit : la coxalgie est une affection dont le pronostic ne peut être posé qu'*à posteriori*, en général elle est d'une très-longue durée, souvent elle se termine par des abcès, des caries, la luxation de la hanche, et dans les cas relativement heureux la guérison ne s'obtient qu'avec une ankylose plus ou moins complète de l'articulation. Lors donc que la guérison complète et radicale est obtenue en quelques semaines, on peut se croire en droit de conclure qu'il s'agissait d'une affection légère comme on a quelquefois, mais très-rarement, l'occasion d'en observer.

Ce raisonnement serait certainement irréprochable s'il s'agissait de malades soumis à un traitement identique ; mais il n'en est pas ainsi dans l'espèce où j'ai fait intervenir une médication nouvelle.

En invoquant le calcul des probabilités, les guérisons rapides

sont tellement rares qu'il serait bien extraordinaire que j'aie
du premier coup gagné le gros lot dans cette loterie thérapeutique, mais enfin ce serait possible. Il convient donc d'examiner en quoi la médication employée diffère des méthodes
classiques, d'apprécier l'importance du rôle qu'elle a dû jouer
et de constater que j'ai atteint un but que l'on poursuit vai-
nement par les moyens ordinaires.

En effet, que veut-on faire avec les bandages inamovibles
amidonnés, plâtrés ou silicatés ? On cherche évidemment à
obtenir la compression et l'immobilisation des parties, et je
ne crains pas d'affirmer que l'on n'obtient ni l'un ni l'autre de
ces résultats. La compression et l'immobilisation existent pendant les quelques heures qui suivent l'application de l'appareil, mais bientôt le coton se tasse et il n'y a plus de compression ; quant à l'immobilisation, elle est relative, elle ne
saurait être absolue ; rien ne s'oppose à la contraction musculaire. Seulement l'appareil contentif en empêche la résultante,
le levier ne peut être mis en mouvement ; mais la fibre musculaire agacée par la contrainte qui lui est imposée se révolte,
et cette révolte se traduit par des mouvements, des secousses
transmises à l'articulation. Lorsque le muscle se tait, c'est
qu'il est vaincu par la lassitude. Après quelque temps de ce
repos forcé, des mouvements produits du côté sain sont syner
giquement reproduits dans le côté malade, et je le répète,
l'articulation n'est plus placée dans l'immobilité absolue.

Avec l'appareil compresseur, au contraire, la compression
est constante, elle s'exerce avec la plus incontestable régu-
larité ; quant à l'immobilisation, elle est obtenue non pas en
s'opposant aux effets de la contraction, mais en supprimant
dans le muscle le besoin de cette contraction ; c'est, en un
mot, de l'immobilisation physiologique.

De quelque manière qu'on envisage l'affection du jeune X..., il est impossible de contester l'importance du rôle joué par la compression et l'immobilisation méthodique. Certainement il ne s'agissait pas d'une coxalgie arrivée à son summum d'intensité, la tête du fémur n'était pas profondément altérée, la cavité cotyloïde n'était pas remplie par des tissus fongueux et dégénérés, mais on peut très-bien admettre que la méthode s'est opposée au développement ultérieur de ces accidents. Il est évident qu'elle a dû faire cesser rapidement l'hypérémie des tissus intra et extra capsulaires, qu'elle a amené la résolution rapide de l'hyperplasie dont l'allongement du membre révélait l'existence, qu'elle s'est opposée aux dépôts de néoplasmes, qu'elle a peut-être favorisé la résorption de ceux qui auraient pu être en voie de formation.

On ne trouvera certainement rien d'exagéré dans les effets que j'attribue à une compression bien faite. Tout me porte à croire que les choses ont dû se passer conformément aux données que je viens de poser, et je ne saurais m'empêcher de penser que je me suis réellement opposé à l'évolution d'accidents sérieux; si j'avais à en fournir la preuve, je croirais la trouver dans l'atrophie du membre : une atrophie aussi considérable doit avoir été la conséquence de troubles profonds de la nutrition, troubles causés par les obstacles que le gonflement des tissus malades devait apporter à l'innervation et à la circulation du membre; de même que l'atrophie plus ou moins considérable, que l'on constate presque toujours après le traitement des fractures, s'explique moins bien par l'immobilité et la compression que par les troubles trophiques résultant de la compression que font subir deux vaisseaux et deux nerfs, les tissus enflammés et les néoplasmes qui constituent le cal.

Toutefois, si l'on persistait à penser que l'atrophie du membre était le résultat de l'immobilité et de la compres-

sion, ce serait un nouvel argument en faveur d'une méthode
qui aurait aussi bien réalisé ces deux précieux agents, et qui
capable de faire en aussi peu de temps résorber les tissus
normaux, doit avoir la même puissance pour faire résorber
les tissus pathologiques.

Pendant que ce mémoire était en voie de publication, j'ai
pu ajouter à l'actif de la méthode un certain nombre d'observations très-intéressantes. Il en est deux surtout qui me pa-
raissent bien propres à confirmer les réflexions que m'a
suggérées la maladie du jeune X...

Au commencement de septembre 1877 je suis appelé par
notre honorable confrère M. Clooten pour voir avec lui une
de ses malades atteintes de coxalgie. Mlle S..., âgée de 11 ans,
est forte, vigoureuse, excessivement développée pour son
âge, mais le fond de sa constitution est lymphatique, c'est
une lymphatique obèse et polysarcique. Il y a un an, étant à
la pension, elle commença à boiter légèrement; il ne fut tenu
aucun compte de cette claudication qui augmenta progressivement, et l'attention des maîtresses et des parents ne fut
éveillée que lorsque la douleur se manifesta et prit des proportions assez considérables pour rendre la marche tout à fait
impossible. La famille se décida alors à consulter, et au commencement d'avril de cette année elle fut confiée à un émi-
nent chirurgien de notre ville. A ce moment il existait un
allongement déjà considérable et le diagnostic ne pouvait
être douteux. La malade fut immobilisée dans une gouttière
de Bonnet, des badigeonnages avec la teinture d'iode furent
pratiqués sur l'articulation, on lui fit faire un tuteur métallique qui ne put être supporté. Ce traitement n'eut d'autre
résultat que de diminuer un peu l'allongement du membre.
Lorsque nous la voyons avec le docteur Clooten, la douleur

est excessivement violente, tous les mouvements la provoquent, le pied est dans l'abduction, et lorsqu'on cherche à le ramener, le plus léger effort arrache des cris à la malade qui accuse une douleur atroce dans la région inguinale. On constate un allongement d'environ un centimètre, le pli fessier du côté malade est de deux centimètres environ plus bas que du côté sain.

Nous décidons avec M. Clooten d'employer la compression et l'immobilisation méthodiques. Le 6 septembre, l'appareil est appliqué. Immédiatement après cette application la malade put être transportée dans sa gouttière sans accuser aucune douleur, tandis que cette opération était toujours excessivement pénible et nécessitait toute la vigueur et toute l'habileté de la mère. A dater de ce moment elle a cessé complètement de souffrir au repos. Examinée huit jours après, les mouve·ments communiqués continuent d'être douloureux, surtout lorsqu'on cherche à entraîner le membre dans un mouvement de rotation pour le détourner de l'abduction; le seul résultat obtenu c'est que les deux membres sont sensiblement égaux. Nous remettons la malade dans son appareil. A un nouvel examen pratiqué huit jours plus tard, nous constatons les mêmes résultats, la même absence de douleurs pendant l'immobilisation, la même difficulté d'exécuter des mouvements spontanés et de supporter ceux que nécessite l'examen. Le traitement est continué avec la précaution de fixer le pied dans la gouttière de manière à le ramener d'une manière continue à l'adduction, nous nous promettons, si ce traitement n'a pas réussi, d'éthériser la malade pour placer le membre dans une rectitude complète.

Il est évident que le cas de Mlle S... est grave, mais il faut considérer qu'elle est restée près de sept mois sans traitement; tout porte à croire aujourd'hui que la guérison n'est possible qu'avec l'ankylose de la hanche; mais nous espérons aussi que, grâce à l'immobilisation absolue, grâce à la cessation de la douleur, ce résultat sera bien plus tôt obtenu que par les traitements ordinaires, et que les chances de luxation, d'abcès, seront bien plus certainement conjurées.

D'un autre côté, en considérant la lenteur de l'évolution des accidents et le soulagement instantané produit par l'application de la méthode, ne serait-il pas rationnel de penser qu'il y aurait eu bien des chances d'avoir une seconde édition de l'observation du jeune X..., si un accident avait dans le principe éveillé la douleur et rendu la marche impossible, si l'appareil avait été appliqué presque dès le début de la maladie.

Le second cas est celui d'une jeune fille de 15 ans, forte, bien portante et bien constituée ; il y a trois semaines elle marchait sur un terrier de lapin dont la voûte s'effondra sous son pied gauche, en tombant dans ce trou le pied fut porté dans une flexion forcée, le haut du corps projeté en avant, et une chute violente ne fut évitée que par une contraction subite et puissante des muscles de la région postérieure du tronc. Une douleur des plus vives se fit sentir dans les régions lombaire et fessière ; cette douleur se calma bientôt, mais pour se réveiller plus tard et prendre bientôt des proportions considérables. Trois jours après l'accident tous les mouvements de la cuisse et de la jambe sont excessivement douloureux, cette douleur se fait sentir dans tout le trajet du nerf sciatique et surtout à son émergence, elle est très-vive en dedans sur le trajet du nerf crural, ainsi que vers le trochanter et le genou. L'articulation de la hanche paraît indemne, car tous les mouvements communiqués sont possibles, les deux membres sont parfaitement égaux, il n'existe pas de gonflement appréciable ; une seule chose pourrait, à ce point de vue, donner de l'inquiétude, c'est la douleur provoquée par les chocs sur la plante du pied.

La malade est condamnée au repos le plus complet, des embrocations calmantes sont faites sur les points douloureux, trois injections sous-cutanées de morphine sont pratiquées à la naissance du nerf sciatique, et malgré des signes sérieux de pénétration du remède, aucune amélioration n'est obtenue, les accidents vont au contraire en s'aggravant de plus en plus ; c'est alors que je me décidai à employer l'appareil de

compression de la hanche, cette application fut faite douze
jours après l'accident.

Je pus constater la cessation immédiate des douleurs au
repos, et trente-deux heures après, l'appareil étant enlevé pour
examiner la malade, je pus constater, qu'à l'exception d'un
seul, tous les mouvements communiqués et spontanés étaient
redevenus possibles sans provoquer la moindre douleur, elle
pouvait sans peine tourner son pied, fléchir la cuisse et le
genou, seulement elle ne pouvait encore supporter la pression sur la plante du pied, la station debout était impossible ; cette impossibilité existe encore aujourd'hui, mais elle
va en diminuant progressivement, et tout fait espérer que
la guérison complète ne se fera pas trop longtemps attendre.

Il est assez difficile de porter dans ce cas un diagnostic
exact, il est évident que dans cette contraction brusque des
muscles il a dû se produire une déchirure des tissus musculaires ou aponévrotiques, peut-être même du névrilème du
sciatique, et je serais assez disposé à pencher vers cette dernière explication qui rend assez bien compte de la marche des
accidents, si l'on admet que cette déchirure aurait pu devenir
le siége d'une inflammation qui se serait étendue et propagée
dans la pulpe nerveuse.

Quoi qu'il en soit, j'étais en présence d'une affection inquié-
tante qui avait résisté à une médication énergique, et en
obtenant ainsi un soulagement instantané, personne ne peut
prévoir quels sont les accidents ultérieurs dont j'ai peut-être
conjuré le développement.

Une troisième observation est celle de M. D... Ce malade,
âgé de 60 ans, est atteint d'une névralgie siégeant à gauche
dans le troisième intervalle intercostal, elle est peu intense et
constitue plutôt une gêne et une inquiétude. M. D... redoute
une affection du cœur, la douleur s'irradie dans le grand pec-
toral et dans les autres muscles de l'épaule dont les mouvements sont gênés et difficiles ; aucun traitement sérieux n'a
encore été pratiqué. Je débute d'emblée par l'application de
l'appareil de l'épaule, dès la première nuit le soulagement a été

très-marqué, et au bout de quelques jours les mouvements du bras sont devenus complètement libres, la douleur intercostale a disparu, et M. D... peut cesser l'application de l'appareil.

La quatrième observation a trait à une entorse considérable du poignet.

M. X..., âgé de 25 ans, fait une chute au skating, le corps se renversant violemment en arrière, la paume de la main gauche s'appuie sur le sol pour le retenir, elle subit par conséquent un mouvement exagéré d'extension. Deux heures après l'accident le poignet et l'avant-bras sont le siége d'un gonflement énorme porté à tel point qu'il est impossible de poser un diagnostic et de reconnaître s'il y ou non fracture de l'un ou des deux os de l'avant-bras, l'absence de déformation permet seulement de constater qu'il n'y a pas de luxation.

L'accident avait eu lieu le 29 septembre, à trois heures ; à six heures un appareil du poignet est appliqué, et le lendemain matin, alors que je me disposais à combiner l'irrigation continue avec la compression, le malade me dit qu'il a passé une bonne nuit, et je constate une diminution notable du gonflement et de la douleur; une vaste ecchymose occupe tout l'avant-bras et la partie dorsale de la main, il y a trois petits points noirs de la grosseur d'une mouche, le reste à la teinte jaune uniforme qui, pour moi, commence à devenir classique. En présence d'une si notable amélioration je me borne à continuer la compression avec l'air qui permet au malade de se lever et de sortir.

Aujourd'hui, six jours après l'accident la teinte de l'ecchymose est beaucoup moins foncée, le gonflement est presque nul, l'avant-bras gauche, qui avait deux centimètres de circonférence de plus que le droit, n'a plus qu'une insignifiante différence de quelques millimètres, le malade exécute presque sans douleur les mouvements de pronation, de supination, de flexion et d'extension. Dans deux jours la guérison pourra être considérée comme complète.

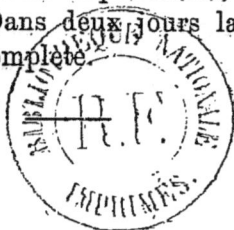